Renate Sültz & Uwe H. Sültz

Mein Blutdruck-Tagebuch

BoD - Books on Demand

Norderstedt 2016

Bibliografische Information durch die Deutsche Nationalbibliothek

Die Deutsche Nationalbibliothek verzeichnet diese Publikation in der Deutschen Nationalbibliografie; detaillierte bibliografische Daten sind im Internet über http://dnb.dnb.de abrufbar.

Herstellung und Verlag:

BoD – Books on Demand, Norderstedt

ISBN 9-78383-9-12980-7

Vorwort:

Durch unsere Schlagadern fließt Blut unter Druck, dies nennt man Blutdruck. Der Blutdruck ist am höchsten, wenn sich das Herz zusammenzieht und so das Blut in die Gefäße gepresst wird (Systole).

Danach entspannt sich der Herzmuskel und der Blutdruck erreicht seinen minimalsten Wert (Diastole).

Ein zu hoher, dauerhafter Blutdruck nennt man Hypertonie, also Bluthochdruck. Ist er zu niedrig, nennt man dies Hypotonie.

Die optimalen Werte liegen beim oberen Wert (Systolischer Druck) bis 120 mmHg und beim unteren Wert (Diastolischer Druck) bis 80 mmHg. Bluthochdruck beginnt bei 140 / 90 mmHg.

Unterstützen Sie Ihren Arzt dabei, dass ein Bluthochdruck, oder ein zu niedriger Blutdruck, schnell festgestellt werden kann. Vielleicht rät er Ihnen auch, den Blutdruck zu Hause zu kontrollieren und aufzuschreiben. Ihr Arzt wird Ihnen genaue Zeiten nennen. Ansonsten beginnen Sie morgens, nach dem Aufstehen. Danach mittags und noch einmal gegen Abend. Vor der Messung sollten Sie zur Ruhe kommen und entspannt sein. Denken Sie an etwas Schönes. Das Handgelenk-Messgerät wird unbedingt in Herzhöhe gehalten. Führen Sie die Messungen regelmäßig durch.

Ihre Gesundheit wird es Ihnen danken!

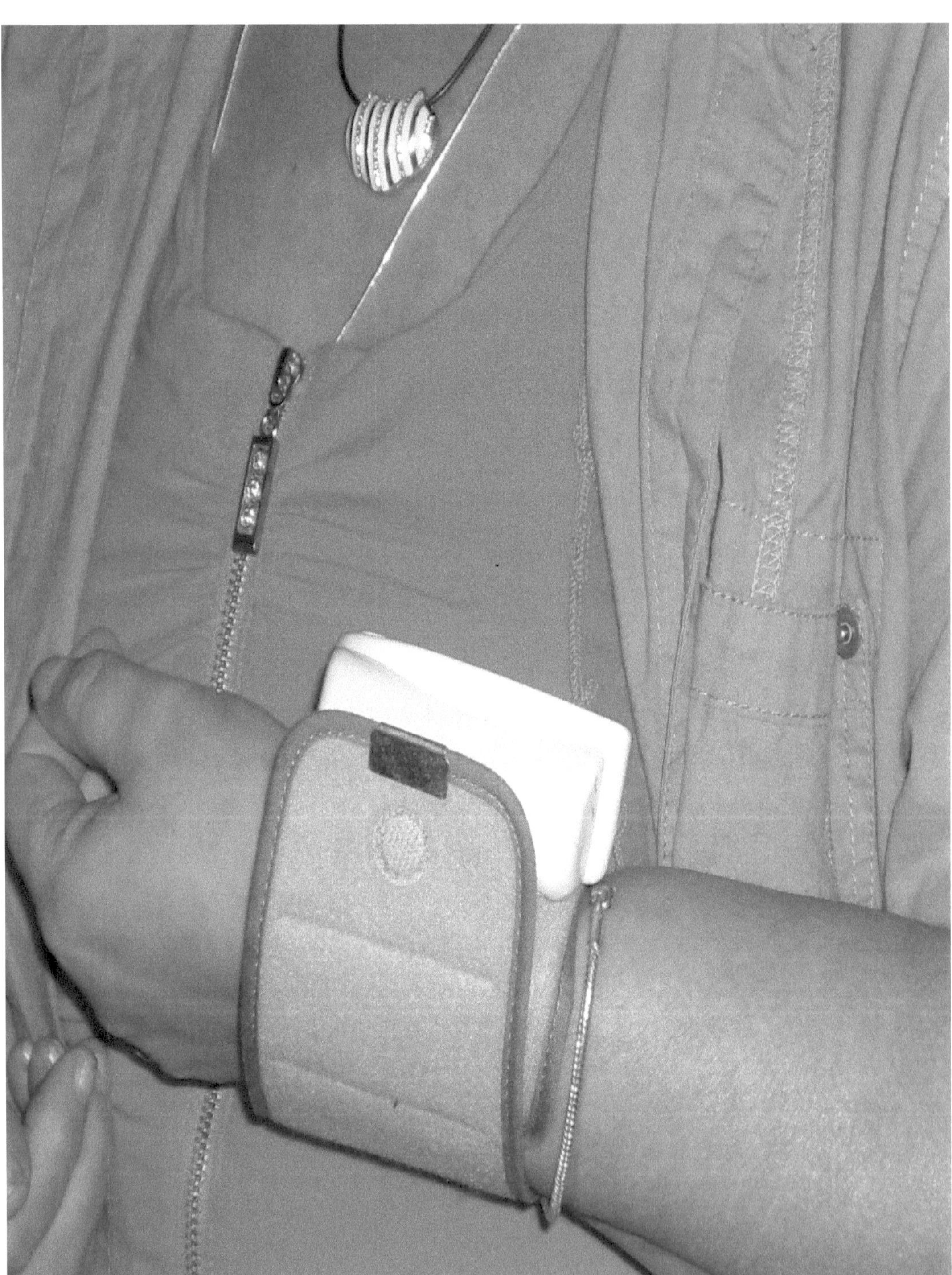

Mein Blutdruck-Tagebuch

Mein Name:

Mein Arzt:

Diese Uhrzeiten empfiehlt mein Arzt:

Wichtige Informationen:

Tag	Datum	Uhrzeit	Blutdruck	Puls	Info

Tag	Datum	Uhrzeit	Blutdruck	Puls	Info
					Stress Kaffeegenuss Rauchen Unwohlsein Sonstiges

Tag	Datum	Uhrzeit	Blutdruck	Puls	Info

Tag	Datum	Uhrzeit	Blutdruck	Puls	Info
					Stress Kaffeegenuss Rauchen Unwohlsein Sonstiges

Tag	Datum	Uhrzeit	Blutdruck	Puls	Info

Info: Stress • Kaffeegenuss • Rauchen • Unwohlsein • Sonstiges

Tag	Datum	Uhrzeit	Blutdruck	Puls	Info
					Stress Kaffeegenuss Rauchen Unwohlsein Sonstiges

Tag	Datum	Uhrzeit	Blutdruck	Puls	Info

Info: Stress ● Kaffeegenuss ● Rauchen ● Unwohlsein ● Sonstiges

Tag	Datum	Uhrzeit	Blutdruck	Puls	Info

Info: Stress · Kaffeegenuss · Rauchen · Unwohlsein · Sonstiges

Tag	Datum	Uhrzeit	Blutdruck	Puls	Info

Info: Stress Kaffeegenuss Rauchen Unwohlsein Sonstiges

Tag	Datum	Uhrzeit	Blutdruck	Puls	Info

Stress Kaffeegenuss Rauchen Unwohlsein Sonstiges

Tag	Datum	Uhrzeit	Blutdruck	Puls	Info

Tag	Datum	Uhrzeit	Blutdruck	Puls	Info
					Stress Kaffeegenuss Rauchen Unwohlsein Sonstiges

Tag	Datum	Uhrzeit	Blutdruck	Puls	Info

Stress Kaffeegenuss Rauchen Unwohlsein Sonstiges

Tag	Datum	Uhrzeit	Blutdruck	Puls	Info

Stress Kaffeegenuss Rauchen Unwohlsein Sonstiges

Tag	Datum	Uhrzeit	Blutdruck	Puls	Info

Stress ● Kaffeegenuss ● Rauchen ● Unwohlsein ● Sonstiges ●

Tag Datum Uhrzeit	Blutdruck	Puls	Info
			Stress Kaffeegenuss Rauchen Unwohlsein Sonstiges

Tag	Datum	Uhrzeit	Blutdruck	Puls	Info
					Stress Kaffeegenuss Rauchen Unwohlsein Sonstiges

Tag	Datum	Uhrzeit	Blutdruck	Puls	Info
					Stress Kaffeegenuss Rauchen Unwohlsein Sonstiges

Tag	Datum	Uhrzeit	Blutdruck	Puls	Info
					● Stress
					● Kaffeegenuss
					● Rauchen
					● Unwohlsein
					● Sonstiges

Tag	Datum	Uhrzeit	Blutdruck	Puls	Info
					Stress Kaffeegenuss Rauchen Unwohlsein Sonstiges

Tag	Datum	Uhrzeit	Blutdruck	Puls	Info

Stress · Kaffeegenuss · Rauchen · Unwohlsein · Sonstiges

Tag Datum Uhrzeit	Blutdruck	Puls	Info
			Stress
			Kaffeegenuss
			Rauchen
			Unwohlsein
			Sonstiges

Tag	Datum	Uhrzeit	Blutdruck	Puls	Info

Stress ● Kaffeegenuss ● Rauchen ● Unwohlsein ● Sonstiges

Tag	Datum	Uhrzeit	Blutdruck	Puls	Info

Stress Kaffeegenuss Rauchen Unwohlsein Sonstiges

Tag	Datum	Uhrzeit	Blutdruck	Puls	Info

Stress Kaffeegenuss Rauchen Unwohlsein Sonstiges

Tag	Datum	Uhrzeit	Blutdruck	Puls	Info
					● Stress
					● Kaffeegenuss
					● Rauchen
					● Unwohlsein
					● Sonstiges

Tag	Datum	Uhrzeit	Blutdruck	Puls	Info
					● Stress
					● Kaffeegenuss
					● Rauchen
					● Unwohlsein
					● Sonstiges

Tag Datum Uhrzeit	Blutdruck	Puls	Info
			Stress
			Kaffeegenuss
			Rauchen
			Unwohlsein
			Sonstiges

Tag	Datum	Uhrzeit	Blutdruck	Puls	Info

Info: Stress ● Kaffeegenuss ● Rauchen ● Unwohlsein ● Sonstiges

Tag	Datum	Uhrzeit	Blutdruck	Puls	Info

Tag	Datum	Uhrzeit	Blutdruck	Puls	Info

Stress ● Kaffeegenuss ● Rauchen ● Unwohlsein ● Sonstiges

Tag Datum Uhrzeit	Blutdruck	Puls	Info
			Stress Kaffeegenuss Rauchen Unwohlsein Sonstiges

Tag	Datum	Uhrzeit	Blutdruck	Puls	Info

Stress Kaffeegenuss Rauchen Unwohlsein Sonstiges

Tag	Datum	Uhrzeit	Blutdruck	Puls	Info

Tag	Datum	Uhrzeit	Blutdruck	Puls	Info
					● Stress
					● Kaffeegenuss
					● Rauchen
					● Unwohlsein
					● Sonstiges

Tag	Datum	Uhrzeit	Blutdruck	Puls	Info

Stress Kaffeegenuss Rauchen Unwohlsein Sonstiges

Tag	Datum	Uhrzeit	Blutdruck	Puls	Info
					Stress Kaffeegenuss Rauchen Unwohlsein Sonstiges

Tag Datum Uhrzeit	Blutdruck	Puls	Info
			Stress Kaffeegenuss Rauchen Unwohlsein Sonstiges

Tag	Datum	Uhrzeit	Blutdruck	Puls	Info

Stress · Kaffeegenuss · Rauchen · Unwohlsein · Sonstiges

Tag Datum Uhrzeit	Blutdruck	Puls	Info

Info: Stress · Kaffeegenuss · Rauchen · Unwohlsein · Sonstiges

Tag	Datum	Uhrzeit	Blutdruck	Puls	Info

Stress   Kaffeegenuss   Rauchen   Unwohlsein   Sonstiges

Tag	Datum	Uhrzeit	Blutdruck	Puls	Info

Stress · Kaffeegenuss · Rauchen · Unwohlsein · Sonstiges

Tag	Datum	Uhrzeit	Blutdruck	Puls	Info

Stress ● Kaffeegenuss ● Rauchen ● Unwohlsein ● Sonstiges

Tag	Datum	Uhrzeit	Blutdruck	Puls	Info

Tag	Datum	Uhrzeit	Blutdruck	Puls	Info

Tag	Datum	Uhrzeit	Blutdruck	Puls	Info

Stress   Kaffeegenuss   Rauchen   Unwohlsein   Sonstiges

Tag	Datum	Uhrzeit	Blutdruck	Puls	Info

Tag	Datum	Uhrzeit	Blutdruck	Puls	Info

● Stress ● Kaffeegenuss ● Rauchen ● Unwohlsein ● Sonstiges

Tag	Datum	Uhrzeit	Blutdruck	Puls	Info
					Stress Kaffeegenuss Rauchen Unwohlsein Sonstiges

Tag Datum Uhrzeit	Blutdruck	Puls	Info

Tag	Datum	Uhrzeit	Blutdruck	Puls	Info

Stress ● Kaffeegenuss ● Rauchen ● Unwohlsein ● Sonstiges

Tag	Datum	Uhrzeit	Blutdruck	Puls	Info

Stress Kaffeegenuss Rauchen Unwohlsein Sonstiges

Tag	Datum	Uhrzeit	Blutdruck	Puls	Info
					Stress Kaffeegenuss Rauchen Unwohlsein Sonstiges

Tag	Datum	Uhrzeit	Blutdruck	Puls	Info

Tag	Datum	Uhrzeit	Blutdruck	Puls	Info

Info: Stress ● Kaffeegenuss ● Rauchen ● Unwohlsein ● Sonstiges

Tag	Datum	Uhrzeit	Blutdruck	Puls	Info

Stress   Kaffeegenuss   Rauchen   Unwohlsein   Sonstiges

Tag	Datum	Uhrzeit	Blutdruck	Puls	Info

Stress Kaffeegenuss Rauchen Unwohlsein Sonstiges

Tag	Datum	Uhrzeit	Blutdruck	Puls	Info
					Stress Kaffeegenuss Rauchen Unwohlsein Sonstiges

Tag	Datum	Uhrzeit	Blutdruck	Puls	Info

Stress   Kaffeegenuss   Rauchen   Unwohlsein   Sonstiges

Tag	Datum	Uhrzeit	Blutdruck	Puls	Info

Tag	Datum	Uhrzeit	Blutdruck	Puls	Info
					● Stress Kaffeegenuss Rauchen Unwohlsein Sonstiges
					●
					●
					●
					●

Tag	Datum	Uhrzeit	Blutdruck	Puls	Info

Tag	Datum	Uhrzeit	Blutdruck	Puls	Info

Tag	Datum	Uhrzeit	Blutdruck	Puls	Info

● Stress ● Kaffeegenuss ● Rauchen ● Unwohlsein ● Sonstiges

Tag	Datum	Uhrzeit	Blutdruck	Puls	Info

Tag	Datum	Uhrzeit	Blutdruck	Puls	Info

Tag	Datum	Uhrzeit	Blutdruck	Puls	Info
					Stress Kaffeegenuss Rauchen Unwohlsein Sonstiges

Tag	Datum	Uhrzeit	Blutdruck	Puls	Info

Stress Kaffeegenuss Rauchen Unwohlsein Sonstiges

Tag	Datum	Uhrzeit	Blutdruck	Puls	Info
					Stress Kaffeegenuss Rauchen Unwohlsein Sonstiges

Tag Datum Uhrzeit	Blutdruck	Puls	Info

Stress Kaffeegenuss Rauchen Unwohlsein Sonstiges

Tag	Datum	Uhrzeit	Blutdruck	Puls	Info

Tag	Datum	Uhrzeit	Blutdruck	Puls	Info

Tag	Datum	Uhrzeit	Blutdruck	Puls	Info

Stress Kaffeegenuss Rauchen Unwohlsein Sonstiges

Tag Datum Uhrzeit	Blutdruck	Puls	Info

Stress · Kaffeegenuss · Rauchen · Unwohlsein · Sonstiges

Tag	Datum	Uhrzeit	Blutdruck	Puls	Info

Tag Datum Uhrzeit	Blutdruck	Puls	Info

Stress ● Kaffeegenuss ● Rauchen ● Unwohlsein ● Sonstiges

Tag	Datum	Uhrzeit	Blutdruck	Puls	Info
					● Stress
					● Kaffeegenuss
					● Rauchen
					● Unwohlsein
					● Sonstiges

Tag	Datum	Uhrzeit	Blutdruck	Puls	Info

Stress   Kaffeegenuss   Rauchen   Unwohlsein   Sonstiges

Tag	Datum	Uhrzeit	Blutdruck	Puls	Info

Stress ● Kaffeegenuss ● Rauchen ● Unwohlsein ● Sonstiges

Tag	Datum	Uhrzeit	Blutdruck	Puls	Info
					Stress
					Kaffeegenuss
					Rauchen
					Unwohlsein
					Sonstiges

Tag	Datum	Uhrzeit	Blutdruck	Puls	Info

Stress ● Kaffeegenuss ● Rauchen ● Unwohlsein ● Sonstiges ●

Tag Datum Uhrzeit	Blutdruck	Puls	Info

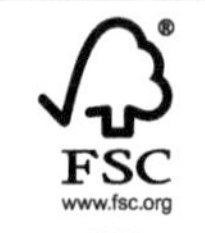